Das Große VEGANE Kochbuch

100 leckere Rezepte für die Multifunktions – Küchenmaschine mit Kochfunktion (Thermokochen)

Band 2

markus m. vegan cooking

Vorab Infos zu den Rezepten

- Das Schälen und Waschen des Gemüses haben wir nicht extra beschrieben.
- Wenn nicht anders beschrieben, sind die Rezepte für 3-4 Personen ausgelegt.
- Linkslauf = wenn kein Linkslauf vorhanden ist, dann kleinste Stufe verwenden.
- kleinste Stufe = oft auch Sanftrührstufe genannt.
- Wenn nicht anders beschrieben, immer mit Messbecher (Topf verschlossen) kochen.
- Bei Nudeln 100% Hartweizennudeln verwenden.
- Statt veganer Butter können Sie auch Pflanzenmargarine verwenden.
- Bei der Verwendung von Gemüsebrühe verzichten wir auf zusätzliches Salz.

  Auf Fotos zu den Rezepten haben wir aus Kostengründen verzichtet. Wir wollen das Kochbuch, so günstig wie möglich anbieten!
- Für weitere Informationen, Kritik und Anregungen zu den Rezepten können Sie uns gerne eine E-Mail senden. Diese steht am Ende des Buches.

Inhaltsverzeichnis

Basics – Grundrezepte

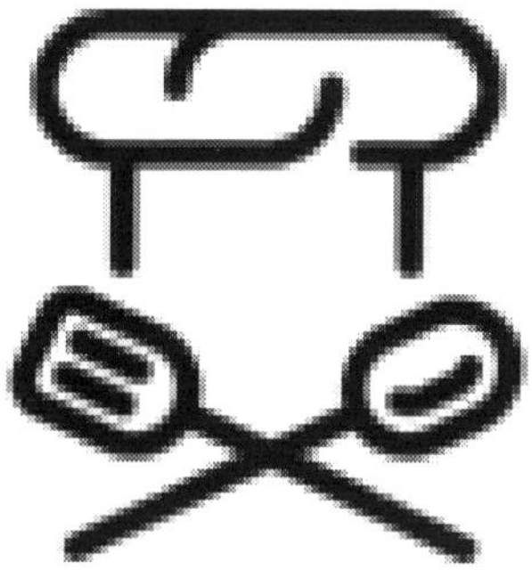

Kartoffelpüree

Zutaten

- 800 g mehlige Kartoffeln, in Stücken
- 400 g Haferdrink (Sojadrink kann überkochen)
- 50 g vegane Butter
- 2 Prisen Muskat
- 1 TL Salz

Zubereitung

- Alle Zutaten in den Topf geben und für **26 Min./ 100 Grad/ Stufe 1**, ohne Messbecher, aber mit Spritzschutz köcheln lassen.
- Sollte das Püree nicht fein genug sein, Messbecher aufsetzen und für **10 Sek./ Stufe 3** pürieren.

Auch vorwiegend festkochende Kartoffeln können verwendet werden.

Gewürzpaste

Zutaten

- 500 g Suppengrün, in Stücken
- 2 Tomaten, geviertelt
- 2 Zwiebeln, geviertelt
- 2 Knoblauchzehen
- 100 g Salz
- 1 Lorbeerblatt
- 2 Prisen Muskat
- ½ TL Pfeffer
- 20 g Olivenöl

Zubereitung

- Gemüse für **10./ Stufe 8** zerkleinern.
- Restliche Zutaten zugeben und ohne Messbecher, für **30 Min./120 Grad/ Stufe 2** einkochen.
- **1 Min./ Stufe 10** pürieren und in Gläser abfüllen.

Leckere, schnelle Brötchen

Zutaten (6 - 8 Brötchen)

- 500 g Mehl
- 280 g lauwarmes Wasser
- 1 Päckchen Trockenhefe (oder ½ Hefe Würfel)
- ½ TL Zucker
- 1 ½ TL Salz

Zubereitung

- Wasser, Zucker und Trockenhefe im Topf für **3 Min./ 37 Grad/ Stufe 1** verrühren.
- Mehl und Salz zugeben und für **3 Min./ Teigstufe** verkneten.
- Teig in einer Schüssel zugedeckt, für 60 Minuten an einem zimmerwarmen Ort gehen lassen.
- Auf einer bemehlten Arbeitsplatte, aus dem Teig Brötchen formen und auf ein mit Backpapier ausgelegtes Backblech legen.
- Nach Belieben Körner nach Wahl leicht eindrücken.
- Brötchen 20 Minuten ruhen lassen.

- Backofen auf 210 Grad Ober-/ Unterhitze vorheizen.
- Einen feuerfesten Topf mit Wasser, unten in den Backofen stellen.
- Brötchen 20-25 Minuten fertig backen.

Ich verwende gerne 150 g Dinkelmehl und 350 g Weizenmehl gemischt.

Man kann selbstverständlich auch ein oder zwei Baguettes aus dem Teig formen.

Laugenbrezeln

Zutaten (8 - 10 Brezeln)

- 500 g Mehl
- 240 g lauwarmes Wasser
- 50 g vegane Butter
- 1 Päckchen Trockenhefe (oder ½ Hefe Würfel)
- 1 TL Zucker
- 2 TL Salz

Natronlauge:

- 1000 g Wasser
- 50 g Natron

Zubereitung

- Butter **4 Min./ 37 Grad/ Stufe 1** erwärmen.
- Wasser, Trockenhefe und Zucker zugeben und **2 Min./ 37 Grad/ Stufe 1** erwärmen.
- Mehl und Salz zugeben und für **2 Min./ Teigstufe** verkneten.

- Teig in einer Schüssel zugedeckt, für 20 Min. ruhen lassen.
- Aus dem Teig ca. 10 Brezeln oder Stangen formen.
- Wasser in einem Topf aufkochen und Natron zugeben.
- Brezeln für 30 Sekunden in die Natronlauge legen und mit einem Schaumlöffel entnehmen.
- Brezeln auf ein mit Backpapier ausgelegtes Backblech legen.
- Nach Belieben mit groben Salz, Kürbiskernen oder Sesam bestreuen.
- Backblech in den kalten Backofen stellen und bei 180 Grad C Ober/Unterhitze 25 - 30 Minuten goldbraun backen.

Fladenbrot

Zutaten

- 360 g Mehl
- 220 g lauwarmes Wasser
- 1 Päckchen Trockenhefe (oder ½ Hefe Würfel)
- 1 TL Zucker
- 1 TL Salz
- 20 g (Raps)Öl

Zum Bestreichen:

- etwas Pflanzendrink
- etwas (Raps)Öl
- z. B. Sesam (oder Kräuter, nach Belieben)

Zubereitung

- Wasser, Trockenhefe und Zucker zugeben und **2 Min./ 37 Grad/ Stufe 1** erwärmen.
- Restliche Zutaten zugeben und für **5 Min./ Teigstufe** verkneten.

- Teig zu einer bemehlten Kugel formen und zugedeckt, für 30 Min. ruhen lassen.
- Teig auf ein mit Backpapier ausgelegtes Backblech zu einem Fladen, nicht zu dünn, ausrollen.
- Finger mit Mehl bestäuben und die Fladen typischen Dellen in den Teig drücken.
- Mit Pflanzendrink und Öl bestreichen und mit Sesam oder anderen Kräutern bestreuen.
- Teig für 15 Minuten ruhen lassen.
- Backofen auf 180 Grad Ober/Unterhitze vorheizen.
- Für etwa 15 Minuten backen.
- Gegebenenfalls Stäbchenprobe machen.

Gesundes Knäckebrot

Zutaten

- 200 g Sonnenblumenkerne
- 180 g Sesam
- 2 EL Leinsamen
- 100 g Wasser
- ½ TL Zucker
- ½ TL Salz
- Optional Körner (Kürbiskerne...)

Zubereitung

- Backofen auf 170 Grad Ober-/ Unterhitze vorheizen.
- Sonnenblumenkerne für **15 Sek./ Stufe 10** mahlen.
- Sesam und Leinsamen zugeben, für **15 Sek./ Stufe 7** schroten.
- Teig in zu zwei Kugeln formen und dünn, zwischen zwei Backpapierblättern ausrollen.
- Mit einem Messer den Teig in Stücke schneiden.
- Mit dem Backpapier auf ein Backblech legen.

- Nach Belieben Körner nach Wahl leicht eindrücken.
- Knäckebrot etwa 20 Minuten fertig backen.
- Sobald der Rand anbräunt, ist das Knäckebrot fertig.

Kartoffelsalat

Zutaten

- 700 g Kartoffeln, in Scheiben oder Würfeln
- 1 Kartoffel, in Stücken
- 1 Zwiebel
- 500 g Wasser
- 25 g Gemüsebrühpulver
- 30 g (Oliven)Öl
- 30 g Weißweinessig
- 1 TL Senf, Schärfe nach Belieben
- ½ TL Pfeffer
- Optional 3-4 Essiggurken, kleingeschnitten

Zubereitung

- Zwiebel **5 Sek./ Stufe 5** zerkleinern und in die Schüssel für den Kartoffelsalat geben.

- Optional die Essiggurken ebenfalls in die Schüssel geben.
- Die eine Kartoffel **8 Sek./ Stufe 8** zerkleinern und mit dem Spatel nach unten schieben.
- Wasser, Pfeffer und Gemüsebrühe in den Topf geben.
- Kartoffeln in den Garkorb geben und in den Topf einsetzen.
- **Für 30 Min./ 100 Grad/ Stufe 1** kochen lassen.
- Garprobe machen – Je nach Kartoffelsorte kann sich die Garzeit etwas verlängern.
- Garkorb entnehmen und die Kartoffeln in die Schüssel zu den Zwiebeln geben.
- Senf, Öl und Essig in den Topf geben und für **10 Sek./ Stufe 3** vermischen.
- Marinade über die Kartoffeln gießen, verrühren und einziehen lassen.
- Der Kartoffelsalat schmeckt warm oder natürlich kalt, wenn er durchgezogen ist, sehr lecker.

Dunkles Soßenpulver

Zutaten

- 30 g getrocknete Pilze
- 60 g Brühpulver
- 50 g getrocknete Semmeln oder Brot in Stücken
- 50 g Röstzwiebel
- 30 g Salz

Zubereitung

- Alle Zutaten in den Topf geben und für **20 Sek./ Stufe 10** mahlen.

Blumenkohl Reis

Zutaten

- 500 g Blumenkohl, in Röschen
- 500 g Wasser
- 1 TL Salz
- 1 TL Zitronensaft
- ½ TL Pfeffer

Zubereitung

- Blumenkohl im Topf **3 Sek./ Stufe 5** zerkleinern.
- Blumenkohl in den Küchenmaschinengaraufsatz geben und mit Salz, Pfeffer und Zitronensaft würzen.
- Wasser in den Topf geben und den Küchenmaschinengaraufsatz aufsetzen.
- Blumenkohl für **15 Min./ 100 Grad/ Stufe 1** kochen lassen.

Apfelmus

Zutaten

- 750 g geschälte Äpfel, in Stücken
- 40 g Wasser
- 20 g Zitronensaft
- 1 TL Vanillezucker
- 30 g Zucker

Zubereitung

- Alle Zutaten im Topf für **9 Min./100 Grad /Stufe 1** aufkochen.
- Apfelmus für **30 Sek./Stufe 4** pürieren.

Bratensoße

Zutaten

- 1 Zwiebel, geviertelt
- 1 Knoblauchzehe
- 350 g Wasser
- 50 g veganer Rotwein (oder Traubensaft)
- 30 g Gemüsebrühpulver
- 30 g Mehl
- 30 g vegane Butter
- 30 g Tomatenmark
- 1 TL süßer Senf
- 1 TL Pfeffer
- Optional 100 g Pflanzensahne

Zubereitung

- Zwiebel und Knoblauch **4 Sek./ Stufe 5** zerkleinern.
- Mit dem Spatel nach unten schieben.
- Butter zugeben und **3 Min./ 120 Grad/ Stufe 1** andünsten.
- Tomatenmark und Mehl zugeben und **3 Min./ 100 Grad/ Stufe 2** dünsten.
- Restliche Zutaten zugeben und **7 Min./ 100 Grad/ Stufe 2** aufkochen.
- Optional noch Pflanzensahne **10 Sek./ Stufe 4** einrühren.

Hefeschmelz (Käsesauce)

Zutaten

- 6 TL Mehl
- 300 g Wasser
- 8 EL Hefeflocken
- 2 TL Senf
- 1 TL Salz
- 4 EL vegane Butter

Zubereitung

- Butter im Topf **2 Min./120 Grad/Stufe 1** zerlassen.
- Mehl zugeben und für **1 Min./ 120 Grad/ Stufe 1** anschwitzen.
- 150 g Wasser zugeben und für 2 **Min./ 120 Grad/ Stufe 1** erwärmen.
- Hefeflocken, Salz und Senf zugeben und 2 **Min./ 120 Grad/ Stufe 1** vermischen.
- Restliches Wasser zugeben und **2 Min./ 120 Grad/ Stufe 1** erwärmen.
- Hefeschmelz für **20 Sek./Stufe 4** verrühren.

Haferflocken - Karottenporrigde

Zutaten (2 Portionen)

- 1 Karotte, in Stücken
- 1 Apfel, entkernt und in Stücken
- 100 g Haferflocken
- 200 g Pflanzendrink nach Belieben
- 20 g Zucker
- 1 TL Zimt
- Optional 20 g Rosinen

Zubereitung

- Haferflocken mit Pflanzendrink für eine Stunde quellen lassen.
- Apfel und Karotte **5 Sek./ Stufe 5** zerkleinern.
- Mit dem Spatel nach unten schieben.
- Alle Zutaten für **10 Sek./ Linkslauf/ Stufe 3** verrühren.

Mürbteig

Zutaten

- 150 g Mehl
- 80 g vegane Butter, in Stücken
- 50 g Wasser
- 2 Prisen Salz

Zubereitung

- Alle Zutaten im Topf für **20 Sek./ Stufe 4** verrühren.
- Teig entnehmen und zu einer flachen Kugel formen.
- Bis zur Verwendung im Kühlschrank aufbewahren.

Rote Frühstücks Bowl

Zutaten

- 150 g TK-Beeren
- 1 Banane, in Stücken
- 20 g Haferflocken
- 200 g Kokosmilch
- Chiasamen zum Garnieren

Zubereitung

- Alle Zutaten, außer den Chiasamen, in den Topf geben und **30 Sek./ Stufe 10** pürieren.
- Bowl in zwei Schüsseln füllen und mit Chiasamen garnieren.
- Als Topping können auch andere Zutaten verwendet werden (Erdbeeren, Müsli usw.) .

Baby Brei aus Obst

Zutaten

- 100 g Obst, nach Belieben, geschält und in Stücken
- 20 g Vollkorngrieß
- 50 g Wasser
- etwas Rapsöl

Zubereitung

- Obst im Topf für **4 Sek./ Stufe 5** zerkleinern.
- Vollkorngrieß und Wasser zugeben, für 4 **Sek./ Stufe 5** verrühren.
- **8 Min./ 100 Grad/ Stufe 2** garen.
- Öl zugeben und für **20 Sek./ Stufe 7** pürieren.
- Brei entnehmen und vor dem Essen unbedingt abkühlen lassen!

Karottensalat mit Sahne

Zutaten

- 700 g Karotten, in Stücken
- 2 Äpfel, geviertelt
- 500 g Wasser
- 100 g Pflanzensahne
- 30 g Weißweinessig
- 1 TL Zitronensaft
- 1 TL Zucker
- 30 g (Oliven)Öl
- ½ TL Pfeffer
- 1 TL Salz

Zubereitung

- Alle Zutaten im Topf (Karotten als erstes und oben die geviertelten Äpfel) für **5 Sek./ Stufe 5** mischen.

  Auch ohne Sahne sehr lecker!

Veganer Parmesan

Zutaten

- 50 g Cashewnüsse
- 30 g Mandeln
- 3 EL Hefeflocken
- 1 TL Zitronensaft
- ½ TL Salz

Zubereitung

- Alle Zutaten im Topf für **8 Sek./ Stufe 8** zerkleinern.

Saucen, Brotaufstriche und Dips

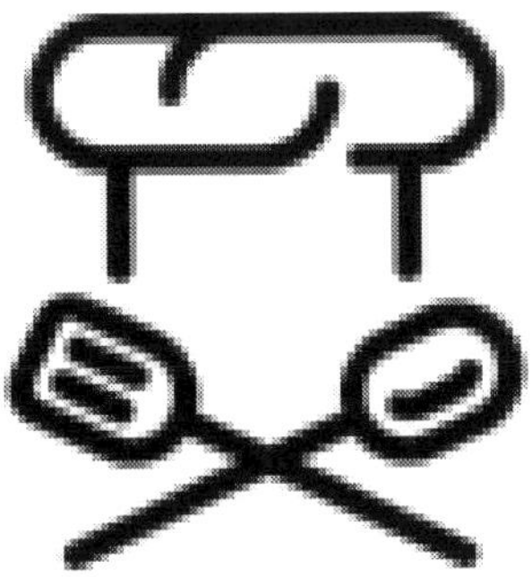

Löwenzahnhonig

Zutaten

- 150 g Löwenzahnblüten, gesäubert und gewaschen
- 600 g Wasser
- 750 g Zucker
- Saft einer halben Zitrone

Zubereitung

- Löwenzahnblüten mit Wasser und Zitronensaft für **14 Min./ 120 Grad/ Linkslauf Stufe 1** aufkochen.
- Durch ein feines Sieb abgießen.
- Das aufgefangene Löwenzahnwasser in den Topf geben.
- Zucker zugeben und **60 Min./ 100 Grad/ Stufe 1** kochen.
- Falls ein dunkler Honig erwünscht ist weiter **20 Min./ 100 Grad/ Stufe 1** kochen lassen.

Bechamelsauce

Zutaten

- 250 g Pflanzendrink
- 250 g Wasser
- 30 g Mehl
- 30 g Gemüsebrühpulver
- ½ TL Pfeffer
- ½ TL Muskat
- 1 TL Zucker
- 40 g vegane Butter

Zubereitung

- Alle Zutaten im Topf für **30 Sek./ Stufe 7** vermischen.
- Dann **8 Min./ 90 Grad/ Stufe 2** erwärmen.

Zwiebelschmalz

Zutaten

- 200 g Zwiebeln, geviertelt
- 100 g Äpfel, geschält und entkernt
- 120 g Kokosfett
- 1 TL italienische Kräutermischung
- ½ TL Salz
- 70 g (Oliven)Öl

Zubereitung

- Äpfel **5 Sek./ Stufe 5** zerkleinern und in eine Schüssel umfüllen.
- Zwiebeln **5 Sek./ Stufe 5** zerkleinern.
- Mit dem Spatel nach unten schieben.
- 20 g vom Kokosfett zugeben und **3 Min./ 120 Grad/ Stufe 1** garen.

- Restliches Kokosfett zugeben und **2 Min./ 120 Grad/ Stufe 1** anschwitzen.
- Restliche Zutaten zugeben und **6 Sek./ Stufe 3** verrühren.

Grill Marinade

Zutaten

- 1 Knoblauchzehe
- 30 g Sojasauce
- 1 EL Balsamico
- 1 EL Zitronensaft
- 1 TL Senf
- 2 TL Tomatenmark
- 1 EL Agavendicksaft
- 1 TL Rosmarin
- 1 TL Oregano
- 1 TL Paprikapulver
- 1 TL Pfeffer
- 40 g (Oliven)Öl

Zubereitung

- Alle Zutaten **10 Sek./ Stufe 5** miteinander mixen.
- Das vegane Grillgut damit bestreichen und für ein paar Stunden in den Kühlschrank geben.

Veganer Ei - Aufstrich

Zutaten (2 Portionen)

- 300 g Kichererbsen, aus der Dose
- 4 Essiggurken, in kleinen Stücken
- 1 kleine Zwiebel, geviertelt
- 1 TL Kurkuma
- 100 g Pflanzendrink (Empfehlung Sojadrink)
- ½ TL Pfeffer
- 1 TL Kala Namak Salz (für den Ei Geschmack)

Zubereitung

- Alle Zutaten, außer den Essiggurken, für **20 Sek./ Stufe 8** miteinander pürieren.
- Mit dem Spatel nach unten schieben.
- Essiggurken zugeben, **30 Sek./ Linkslauf/ Stufe 3** einrühren.

Tomatenbutter

Zutaten

- 200 g Tomatenmark
- 250 g vegane, zimmerwarme Butter
- 1 Zwiebel, geviertelt
- 1 TL Zitronensaft
- 1 TL Basilikum
- ½ TL Pfeffer
- 1 TL Salz

Zubereitung

- Zwiebel für **6 Sek./ Stufe 5** zerkleinern.
- Mit dem Spatel nach unten schieben.
- Restliche Zutaten und **2 Min./ Stufe 2** rühren.

Zucchini Tomatensoße

Zutaten

- 300 g Zucchini, in Scheiben
- 1 Tomate, halbiert
- 100 g Wasser
- 1 Zwiebel, geviertelt
- 1 Knoblauchzehe
- 1 EL Gemüsebrühpulver
- 1 TL Kräutermischung
- ½ TL Pfeffer
- 15 g (Oliven)Öl

Beilage: Nudeln

Zubereitung

- Zwiebeln und Knoblauch **5 Sek./ Stufe 5** zerkleinern.
- Mit dem Spatel nach unten schieben.
- Öl zugeben und **3 Min./ 120 Grad/ Stufe 1** garen.
- Tomaten zugeben und **20 Sek./ Stufe 5** zerkleinern.
- Wasser, Gemüsebrühe, und Gewürze zugeben und für **20 Sek./ Stufe 5** vermischen.
- Zucchini zugeben und **15 Min./ 100 Grad/ Stufe 1** köcheln lassen.

Soße passt ideal zu Nudeln. Lässt sich auch sehr gut abfüllen und einfrieren.

Pizzabutter

Zutaten

- 250 g Karotten, in Stücken
- 150 g Tomatenmark
- 200 g vegane Butter
- 50 g Pflanzensahne
- 1 Zwiebel, geviertelt
- 1 Knoblauchzehe
- 1 TL Zitronensaft
- 1 TL Pizzagewürz
- ½ TL Kurkuma
- ½ TL Pfeffer
- 1 TL Salz

Zubereitung

- Zwiebel und Knoblauch für **6 Sek./ Stufe 6** zerkleinern.
- Mit dem Spatel nach unten schieben.
- 50 g Butter zugeben und **3 Min./100 Grad/ Stufe 1** andünsten.
- Karotten zugeben und **10 Sek./ Stufe 5** zerkleinern.
- Restliche Zutaten, außer den 150 g Butter, zugeben und **4 Min./ 90 Grad/ Stufe 2** dünsten.
- Butter zugeben und **30 Sek./Stufe 4** verrühren.
- Vor dem Verzehr mindestens eine Stunde in den Kühlschrank stellen.

Kokos- Currysauce

Zutaten

- 1 Dose Kokosmilch (400ml)
- 100 g Wasser
- 2 EL Speisestärke
- 1 EL Gemüsebrühpulver
- 1 EL Currypulver
- 1 TL Zucker
- ½ TL Pfeffer

Zubereitung

- Alle Zutaten in den Topf geben und für **10 Sek./ Stufe 3 verrühren**.
- Sauce für **6 Min./ 100 Grad/ Stufe 1** erwärmen.
- Sehr lecker zu Gemüse, Nudeln, oder Reis.

Die Käsesauce passt perfekt zu Nudeln, für Aufläufe oder auch als Dip für Rohkost.

Ein Teil der Kartoffeln und Karotten kann saisonal auch mit Kürbis ersetzt werden.

Veganer Mozzarella

Zutaten

- 100 g Cashewkerne
  (2 Stunden eingeweicht, danach Wasser abgießen)
- 2 EL Flohsamenschalen
- 200 g Wasser
- 1 EL Zitronensaft
- ¼ TL Pfeffer
- 1 TL Salz

Zubereitung

- Flohsamenschalen mit Wasser für **20 Sek./Stufe 5** vermischen.
- In eine Schüssel abgießen und 2 Stunden gelieren lassen.
- Alle Zutaten in den Topf und **40 Sek./ Stufe 10** mixen.
- Mit dem Spatel nach unten schieben.
- Nochmal **40 Sek./ Stufe 5** mixen.
- Für **2 Min./ 70 Grad/ Stufe 1** erwärmen.

- In eine Schüssel geben und mindestens 2 Stunden im Kühlschrank abkühlen lassen.
- Dieses Grundrezept lässt sich natürlich nach Belieben abändern. (z.B. Paprika zugeben usw.)

Mandel Dip

Zutaten

- 200 g Mandeln
- 1 Zwiebel, geviertelt
- 1 Knoblauchzehe
- 70 g Wasser
- 50 g Tomatenmark
- 1 EL Kräutermischung nach Belieben
- ½ TL Paprikapulver
- ½ TL Pfeffer
- 1 TL Salz

Zubereitung

- Mandeln für **20 Sek./Stufe 8** mahlen.
- Restliche Zutaten zugeben und **10 Sek./ Stufe 4** verrühren.

Lebervurst

Zutaten

- 1 Dose Kidneybohnen, abgetropft
- 200 g Räuchertofu, in Stücken
- 1 Zwiebel
- 1 EL Majoran
- 2 EL Petersilie
- 1 TL Paprikapulver, am besten geräuchertes
- ½ TL Zitronensaft
- ½ TL Pfeffer
- 1 TL Salz
- 15 g (Oliven)Öl

Zubereitung

- Zwiebel **5 Sek./ Stufe 5** zerkleinern.
- Mit dem Spatel nach unten schieben.
- Öl zugeben und **3 Min./ 120 Grad/ Stufe 1** garen.
- Restliche Zutaten zugeben und für 5**0 Sek./ Stufe 6** pürieren.

Walnuss- Oliven - Brotaufstrich

Zutaten

- 150 g schwarze Oliven, entkernt
- 50 g Walnusskerne
- 1 Knoblauchzehen
- 1 TL Zitronensaft
- ½ TL Salz
- 50 g Olivenöl

Zubereitung

- Alle Zutaten, außer dem Öl für 10 **Sek./ Stufe 5** zerkleinern.
- Mit dem Spatel nach unten schieben.
- Olivenöl zugeben und **20 Sek./ Stufe 4** verrühren.

Mett

Zutaten

- 100 g Reiswaffeln
- 300 g Wasser
- 2 Zwiebeln, geviertelt
- 50 g Tomatenmark
- 1 TL Paprikapulver
- 1 TL scharfer Senf
- ½ TL Pfeffer
- 1 Prise Salz

Zubereitung

- Zwiebel **5 Sek./ Stufe 5** zerkleinern.
- Mit dem Spatel nach unten schieben.
- Reiswaffeln zerbrechen und mit den restlichen Zutaten im Topf für **10 Sek./ Stufe 6** verrühren.
- Nach Belieben nochmals abschmecken, umfüllen und im Kühlschrank mindestens eine Stunde ziehen lassen.

Auberginen - Brotaufstrich

Zutaten

- 300 g Auberginen, gewürfelt
- 2 Zwiebeln, geviertelt
- 2 Knoblauchzehen
- 2 TL Kräutermischung nach Belieben
- 25 g Gemüsebrühpulver
- ½ TL Pfeffer
- 15 g (Oliven)Öl

Zubereitung

- Zwiebel und Knoblauch **5 Sek./ Stufe 5** zerkleinern.
- Mit dem Spatel nach unten schieben.
- Restliche Zutaten zugeben und **8 Min./ 100 Grad/ Stufe 1** garen.
- Für **30 Sek./ Stufe 8** pürieren.

Karottenaufstrich

Zutaten

- 250 g Karotten, in Stücken
- 1 Zwiebel, geviertelt
- 80 g vegane Butter
- 100 g Tomatenmark
- 1 EL italienische Kräutermischung
- 1 TL Salz

Zubereitung

- Zwiebel **5 Sek./ Stufe 5** zerkleinern.
- Mit dem Spatel nach unten schieben.
- Mit 20 g Butter **3 Min./ 100 Grad/ Stufe 1** dünsten.
- Karotten zugeben und **5 Sek./ Stufe 5** zerkleinern.
- Restlichen Zutaten zugeben und **6 Min./ 90 Grad/ Stufe 2** garen.
- Aufstrich ist im Kühlschrank min. eine Woche haltbar.

Paprikasoße

Zutaten

- 400 g rote Paprika, in Stücken
- 1 gekochte Kartoffel (vom Vortag), in Stücken
- 50 g Orangensaft
- 50 g Ajvar
- 50 g Tomatenketchup
- 1 EL Essig
- ½ TL Chilipulver
- 1 TL Zucker
- 20 g (Oliven)Öl

Zubereitung

- Paprika **5 Sek./ Stufe 5** zerkleinern.
- Mit dem Spatel nach unten schieben.
- Öl zugeben und **3 Min./ 120 Grad/ Stufe 1** garen.
- Restliche Zutaten zugeben und **30 Sek./ Stufe 7** fein pürieren.

Sate Sauce

Zutaten

- 150 g Erdnussbutter
- 200 g Wasser
- 100 g Kokosmilch
- 30 g Tomatenmark
- 20 g Gemüsebrühpulver
- 20 g Sojasauce
- 1 EL Sambal Oelek (oder Paprikapulver)
- 1 EL Zitronensaft

Zubereitung

- Alle Zutaten in den Topf geben und **6 Min./ 90 Grad/ Stufe 2** erwärmen.

Pinien – Koriander Pesto

Zutaten

- 180 g frisches Koriandergrün
- 40 g Pinienkerne
- 2 Knoblauchzehen
- ½ TL Kreuzkümmel
- ½ TL Pfeffer
- 1 TL Salz
- 130 g Olivenöl

Zubereitung

- Alle Zutaten, außer dem Olivenöl im Topf für **20 Sek./ Stufe 5** zerkleinern.
- Mit dem Spatel nach unten schieben.
- Öl langsam in den auf **Stufe 3** ohne Messbecher laufendem Topf zugeben.
- Kühl stellen und innerhalb 3 Tagen aufbrauchen.

Avocado Dip

Zutaten

- 2 Avocados
- 1 Knoblauchzehe
- 1 EL Limettensaft (oder Zitronensaft)
- 3 TL Curry
- 2 Prisen Pfeffer
- 1 TL Salz

Zubereitung

- Die Avocados halbieren, entkernen und schälen.
- Knoblauchzehe **5 Sek./ Stufe 5** zerkleinern.
- Mit dem Spatel nach unten schieben.
- Restliche Zutaten zugeben und **30 Sek./ Stufe 5** verrühren.

  Der Dip bis zum Verzehr in den Kühlschrank stellen.

Hauptmahlzeiten

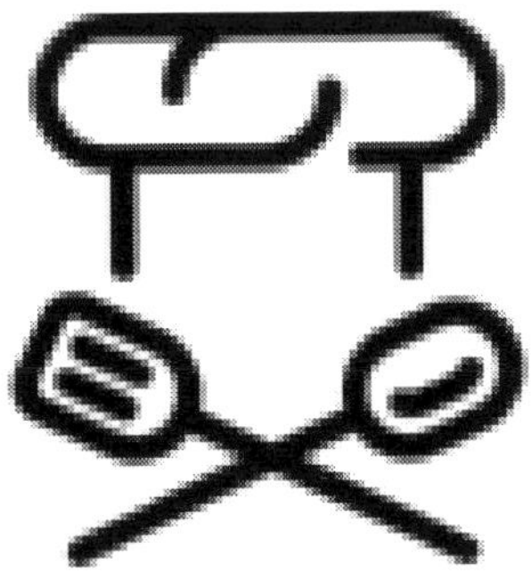

Gefüllte Paprikaschoten mit Tomatensoße

Zutaten

Für die Paprikaschoten:

- 4 Paprikaschoten, ohne Deckel und ausgeleert
- ca. 400 g gekochter Reis, gerne vom Vortag
  (250 g trockener Reis)
- 1200 g Wasser
- 120 g Gemüse nach Belieben (Mais, aus dem Glas, Bohnen, aus dem Glas, geriebene Karotte etc.)
- 1 TL italienische Kräutermischung
- 20 g Gemüsebrühpulver

Für die Soße:

- 200 g Garflüssigkeit (ggf. mit Wasser auffüllen)
- 500 g passierte Tomaten
- 50 g Tomatenmark
- 40 g vegane Butter
- 40 g Mehl
- 50 g veganer Weißwein

- 1 TL Zucker
- ½ TL Pfeffer

Zubereitung

- Reis mit Gemüse, italienischer Kräutermischung und Gemüsebrühe im Topf für **20 Sek./ Stufe 3/ Linkslauf** verrühren.
- Reis entnehmen und in die ausgehöhlten Paprikaschoten füllen.
- 1200 g Wasser in den Mixtopf einfüllen.
- Paprikaschoten in den Küchenmaschinengaraufsatz geben und auf den Mixtopf aufsetzen.
- Für **30 Min./ 120 Grad / Stufe 1** garen.
- Mixtopf leeren und die Garflüssigkeit auffangen.
- Paprikaschoten beiseitestellen und warmhalten.
- Butter und Mehl in den Topf geben und **3 Min./ 120 Grad / Stufe 1** dünsten.
- Passierte Tomaten, Tomatenmark, Garflüssigkeit, Zitronensaft, Zucker und Pfeffer zugeben.
- Für **9 Min./ 100 Grad / Stufe 1** aufkochen lassen.
- Paprikaschoten mit der Tomatensoße in vorgewärmten Tellern servieren.

Tikka Masala

Zutaten

- 1 Paprika, in mundgerechten Stücken
- 200 g Karotten in dünnen Scheiben
- 1 kleine Zucchini in mundgerechten Stücken
- 2 Zwiebeln, geviertelt
- 3 Knoblauchzehen
- 2 Dosen gestückelte Tomaten (à 400 g)
- 200 g Pflanzensahne
- ½ TL Ingwerpulver
- ½ TL Kreuzkümmel
- 2 TL Currypulver
- 1 TL Zucker
- 1 TL Salz
- 1 Prise Zimt
- etwas Chilipulver
- ½ TL Pfeffer
- Petersilie zum Garnieren
- 20 g (Raps) Öl

Beilage: Reis

Zubereitung

- Zwiebeln und Knoblauch 5 **Sek./ Stufe 5** zerkleinern.
- Mit dem Spatel nach unten schieben.
- Öl zugeben und **3 Min./ 120 Grad/ Stufe 1** garen.
- Pflanzensahne, Tomaten, Zucker und Gewürze zugeben und **10 Sek./ Stufe 8** verrühren.
- Karotten, Paprika und Zucchini zugeben, **15 Min./ 100 Grad/ Linkslauf/ Stufe 1** kochen lassen.
- Mit Reis und Petersilie garniert servieren.

Spaghetti mit Erdnusssoße

Zutaten

- 300 g Spaghetti
- 800 g Wasser
- 30 g Gemüsebrühpulver
- 120 g geröstete Erdnüsse
- 1 Paprika, in mundgerechten Stücken
- 1 Karotte, in mundgerechten Stücken
- 3 Zwiebeln, geviertelt
- 3 Knoblauchzehen
- 1 Stück Ingwer
- 1 EL Zucker
- 2 EL Zitronensaft
- 2 EL Erdnussbutter
- 1 TL Koriander
- 1 EL Sojasoße
- 2 EL (Oliven)Öl zum Anbraten

Zubereitung

- Zwiebel und Knoblauch **5 Sek./ Stufe 5** zerkleinern.
- Mit dem Spatel nach unten schieben.
- Öl zugeben und **3 Min./ 120 Grad/ Stufe 1** garen.
- Alle Zutaten, außer Zitronensaft und Koriander zugeben und **8 Min./ 100 Grad/ Linkslauf/ Stufe 1** köcheln lassen
- Spaghetti, Koriander und Zitronensaft zugeben und **Kochzeit/nach Packungsangabe/ 100 Grad/ Linkslauf/ Stufe 1**, ohne Messbecher köcheln lassen.
- In vorgewärmten Tellern servieren.

Rote Linsen Bolognese

Zutaten

- 200 g rote Linsen
- 1 Zwiebel, in Stücken
- 2 Karotten, in Stücken
- 500 g passierte Tomaten
- 250 g Wasser
- 150 veganer Rotwein
- 1 Lorbeerblatt
- 20 g Gemüsebrühpulver
- 80 g Tomatenmark
- 1 TL Paprikapulver
- 1 EL Kräutermischung nach Belieben
- 1 TL Zucker
- ½ TL Kreuzkümmel, gemahlen
- 3 Prisen Pfeffer
- Optional: Chilipulver oder Currypaste nach Belieben
- 20 g (Oliven)Öl

Beilage: Nudeln oder Kartoffeln

Zubereitung

- Zwiebeln und Karotten **5 Sek./ Stufe 5** zerkleinern.
- Mit dem Spatel nach unten schieben.
- Öl zugeben und **3 Min./ 120 Grad/ Stufe 1** garen.
- Tomatenmark zugeben und **1 Min./ 120 Grad/ Stufe 1** dünsten.
- Restliche Zutaten zugeben und für **20 Min./ 100 Grad/ Linkslauf/ Stufe 1** köcheln lassen.
- In vorgewärmten Tellern mit einer Beilage servieren.

Mac and Cheese

Zutaten

- 250 g Nudeln (Makkaroni)
- 240 g Wasser
- 150 g Kartoffeln, in Stücken
- 60 g Karotten, in Stücken
- 60 g Cashewkerne
- 1 Zwiebel, geviertelt
- 2 Knoblauchzehen
- 1 TL Senf
- 2 TL Salz
- ½ TL Pfeffer
- 2 Prisen Cayennepfeffer
- 1 TL Zitronensaft
- 80 g vegane Butter
- Optional 2 EL Hefeflocken

Zubereitung

- Nudeln nach Packungsangabe kochen. (am Herd, oder im Küchenmaschinentopf und warmstellen)
- Wasser, Kartoffel, Karotten, Zwiebel und Knoblauchzehen und Kartoffeln im Topf für **12 Min./100C /Stufe 1** garen.
- Restliche Zutaten hinzufügen und **20 Sek./Stufe 10** mixen.
- Die Nudeln mit der Sauce servieren!

Kürbisragout

Zutaten

- 1000 g Hokkaido, in mundgerechten Stücken
- 50 g vegane Butter
- 140 g Wasser
- 25 g Gemüsebrühpulver
- ½ TL Pfeffer
- 1 TL Zucker
- 15 g Essig
- Petersilie zum Garnieren

Zubereitung

- Kürbis und Butter im Topf für **5 Min./ 120 Grad/ Stufe 1** andünsten.
- Wasser, Gemüsebrühe, Pfeffer, Zucker und Essig zugeben und **10 Min./ 100 Grad/ Stufe 1** garen.
- Mit Petersilie bestreuen und als Beilage zu Reis, Kartoffeln oder Nudeln servieren.

Paella

Zutaten

- 200 g Basmati Reis
- 500 g Wasser
- 30 g Gemüsebrühpulver
- 80 g veganer Weißwein
- 1 Zwiebel, geviertelt
- 2 Knoblauchzehen
- 2 Paprika, in mundgerechten Stücken
- 100 g grüne Bohnen
- 100 g Erbsen
- 1 TL Paprikapulver
- 1 Prise Chilipulver
- 1 Prise Rosmarin
- 2 Prisen Zimt
- 1 TL Zitronensaft
- 40 g (Oliven)Öl
- Petersilie zum Garnieren. (Optional noch Oliven)

Zubereitung

- Zwiebel und Knoblauch **5 Sek./ Stufe 5** zerkleinern.
- Mit dem Spatel nach unten schieben.
- Öl zugeben und **3 Min./ 120 Grad/ Stufe 1** garen.
- Reis und Paprika zugeben und mit weitere **3 Min./ 100 Grad/ Linkslauf/ Stufe 1** mitdünsten.
- Wasser, Gemüsebrühpulver, Weißwein, Zitronensaft und Zimt zugeben und **15 Min./ 100 Grad/ Linkslauf/ Stufe 1** köcheln lassen.
- Bohnen und Erbsen unterrühren und weitere **15 Min./ 90 Grad/ Linkslauf/ Stufe 1** köcheln lassen.
- Chilipulver, Rosmarin und Paprikapulver **1 Min./ Linkslauf/ Stufe 3** unterrühren.
- Mit Petersilie garniert (und Optional Oliven) servieren.

Kürbis Karottenbolognese

Zutaten

- 500 g passierte Tomaten
- 50 g Rotwein (oder 50 g Traubensaft)
- 400 g Kürbis, in Stücken
- 3-4 Karotten, in Stücken
- 1 Zwiebel, geviertelt
- 1 Knoblauchzehe
- 30 g Tomatenmark
- 30 g Gemüsebrühpulver
- 1 EL Kräutermischung nach Belieben (Oregano, Thymian...)
- 1 TL Zucker
- 1 TL Paprikapulver
- 2 Prisen Chilipulver
- ½ TL Pfeffer
- 30 g (Oliven) Öl

- Petersilie zum Garnieren
- Optional Hefeflocken zum Garnieren

Beilage: Spaghetti

Zubereitung

- Kürbis, Karotten, Zwiebel und Knoblauchzehe **7 Sek./ Stufe 5** zerkleinern.
- Mit dem Spatel nach unten schieben.
- Öl und Tomatenmark zugeben und **3 Min./ 120 Grad/ Stufe 1** garen.
- Restliche Zutaten zugeben und **16 Min./ 100 Grad/ Linkslauf/ Stufe 1** garen lassen.
- Sobald **100 Grad** erreicht werden, auf die **nächst niedrigere Temperaturstufe** herunter drehen.
- Mit Petersilie und Optional mit Hefeflocken garnieren und mit Spaghetti servieren.

Chili sin Carne

Zutaten

- 700 g Wasser
- 80 g veganer Rotwein
- 500 g passierte Tomaten
- 150 g Sojagranulat
- 100 g Tomatenmark
- 1 rote Paprika, in kleinen Würfeln
- 1 gelbe Paprika, in kleinen Würfeln
- 1 Zwiebel, in Stücken
- 2 Knoblauchzehen
- 1 Dose Kidneybohnen, abgetropft
- 1 Dose Mais, abgetropft
- 1 Lorbeerblatt
- 20 g Gemüsebrühpulver
- ½ TL Chilipulver
- 2 TL Paprikapulver
- ½ TL Kümmel, gemahlenen
- 1 EL Curry

- ½ TL Pfeffer
- 2 Prisen Ingwer
- 1 TL Zucker
- 20 g Sojasoße
- 20 g (Raps)Öl

Zubereitung

- Zwiebel und Knoblauch **5 Sek./ Stufe 5** zerkleinern.
- Mit dem Spatel nach unten schieben.
- Paprika und Öl zugeben und **3 Min./ 120 Grad/ Stufe 1** garen.
- Wasser, Gemüsebrühe, Sojagranulat, Rotwein und Lorbeerblatt zugeben und **7 Min./ 100 Grad/ Linkslauf/ Stufe 1** erwärmen.
- Passierte Tomaten, Gewürze und Sojasauce zugeben und weitere **8 Min./ 100 Grad/ Linkslauf/ Stufe 1** aufkochen.
- Tomatenmark, Kidneybohnen und Mais zugeben und für **6 Min./ 90 Grad/ Linkslauf/ Stufe 1** erwärmen.

In vorgewärmten Tellern, mit Weißbrot servieren.

Kokos- Erdnuss Curry

Zutaten

- 400 g Kokosmilch
- 50 g Erdnussbutter
- 150 g Wasser
- 50 g veganer Weißwein (oder Wasser)
- 2 Paprika, in mundgerechten Stücken
- 1 Karotte, in Scheiben
- 1 kleine Zucchini, in Scheiben
- 1 Zwiebel, geviertelt
- 1 Knoblauchzehe
- 2 EL Currypulver
- 25 g Gemüsebrühpulver
- ½ TL Koriander
- ½ TL Pfeffer
- 2 Prisen Chilipulver
- 30 g (Erdnuss) Öl

Beilage: Reis

Zubereitung

- Zwiebel und Knoblauchzehe **5 Sek./ Stufe 5** zerkleinern.
- Mit dem Spatel nach unten schieben.
- Öl zugeben und **3 Min./ 120 Grad/ Stufe 1** dünsten.
- Kokosmilch, Erdnussbutter, Weißwein, Wasser, Currypulver und Gemüsebrühe zugeben und für **7 Sek./ Stufe 4** verrühren.
- Gemüse und Gewürze zugeben und **22 Min./ 90 Grad/ Linkslauf/ Stufe 1** erwärmen.
- Die Sauce nochmals nach Belieben abschmecken.
- In vorgewärmten Tellern mit Reis servieren.

Kürbis – Linseneintopf

Zutaten

- 300 g Hokkaido, in mundgerechten Stücken
- 250 g rote Linsen
- 200 g Kartoffeln, in mundgerechten Stücken
- 200 g Möhren, in Scheiben
- 1 Zwiebel, geviertelt
- 2 Knoblauchzehe
- 350 g Wasser
- 350 g Kokosmilch
- 30 g Gemüsebrühpulver
- 20 g Zitronensaft
- 1 TL Curry
- 1/2 TL Kreuzkümmel, gemahlen
- 20 g (Raps)Öl

Zubereitung

- Zwiebel und Knoblauch **5 Sek./ Stufe 5** zerkleinern.
- Mit dem Spatel nach unten schieben.

- Öl zugeben und **3 Min./ 120 Grad/ Stufe 1** garen.
- Alles, außer den Linsen zugeben und für **10 Min./ 100 Grad/ Linkslauf/ Stufe 1** kochen lassen.
- Linsen zugeben und für **15 Min./ 100 Grad/ Linkslauf/ Stufe 1** kochen lassen.

Kartoffel - Kohlrabigemüse

Zutaten

Gemüse:

- 500 g Kartoffeln, in Scheiben oder Würfel
- 2 Kohlrabi, in dünnen Scheiben, oder Stiften
- 500g Wasser
- 25 g Gemüsebrühpulver

Soße:

- 300 g Garflüssigkeit
- 100 g Pflanzensahne
- 50 g vegane Butter
- 40 g Mehl
- 1 EL Zitronensaft
- 1 TL Paprikapulver
- 1 TL Curry
- 1 EL Kräutermischung nach Belieben
- 3 Prisen Salz und Pfeffer

Zubereitung

- Kohlrabi in den Küchenmaschinengaraufsatz geben.
- Kartoffeln in den Garkorb geben.
- Wasser und Gemüsebrühe in den Topf geben.
- Garkorb einsetzen und Küchenmaschinengaraufsatz aufsetzen.
- **30 Min./ 100 Grad/ Stufe 1** garen.
- Kartoffeln und Kohlrabi warm stellen und Garflüssigkeit umfüllen.
- 300 g Garflüssigkeit (ggf. mit Wasser auffüllen) in den Topf geben.
- Für **10 Sek/ Stufe 10** vermischen.
- Restliche Soßenzutaten zugeben und **5 Min./ 100 Grad/ Stufe 3** erwärmen.
- Sauce nach Belieben nochmals abschmecken.
- Sauce über angerichtete Kartoffeln mit Kohlrabi geben.

Wirsingeintopf

Zutaten

- 400 g Wirsing, in Streifen
- 300 g Kartoffeln, in Scheiben oder Würfel
- 150 g Räuchertofu, in kleine Würfel
- 2 Karotten, in Scheiben
- 500 g Wasser
- 1 TL Pfeffer
- 100 g Pflanzensahne
- 30 g Gemüsebrühpulver
- Öl zum Anbraten des Räuchertofu

Zubereitung

- Zwiebel und Knoblauchzehe **5 Sek./ Stufe 5** zerkleinern.
- Mit dem Spatel nach unten schieben.

- Öl in einer Pfanne erhitzen und Tofu anbraten.
- Wasser mit Gemüsebrühe und Pfeffer in den Topf füllen.
- Kartoffeln und Karotten in das Garkörbchen legen und in den Topf einsetzen.
- Wirsing und angebratenen Tofu in den Küchenmaschinengaraufsatz geben und auf den Topf setzen.
- Eintopf für 30 **Min./ 100 Grad/ Stufe 1** köcheln lassen.
- Sämtliche Zutaten, mit der Pflanzensahne in den Topf füllen und **10 Sek./ Stufe 3** verrühren.
- Der Eintopf ist z. B. eine ideale Beilage zu veganen Bratlingen.

Seitan Schnitzel – Wiener Art

Zutaten

- 150 g Seitanpulver
- 150 g trockene Kichererbsen (oder Kichererbsenmehl)
- 300 g Wasser
- 1 TL Zwiebelpulver
- 1 TL Knoblauchpulver
- 1 EL Paprikapulver
- 1 TL Pfeffer
- ½ TL Piment (Optional)
- 2 TL Salz
- 1 EL Zitronensaft
- Paniermehl zum panieren
- (Raps) Öl zum Ausbraten

Zubereitung

- Kichererbsen für **1 Min./ Stufe 5** mahlen.
- Mit dem Spatel nach unten schieben.
- Seitan, Wasser, Zitronensaft und Gewürze zugeben und für **3 Min./ Teigstufe** kneten.
- Teig zu einer Kugel formen und zugedeckt für 1 Stunde ruhen lassen.
- Flache Schnitzel in gewünschter Größe abschneiden und in Paniermehl panieren.
- Öl in einer Pfanne erhitzen und die Schnitzel fertig braten.
- Mit einer Beilage nach Wahl servieren.

Die Seitanschnitzel schmecken auch kalt sehr gut.

Kidneybohnen Bratlinge

Zutaten

- 1 Dose Kidneybohnen, abgetropft
- 1 Zwiebel, geviertelt
- 1 Karotte, in Stücken
- 1 Knoblauchzehe
- 50 g Haferflocken
- 50 g Paniermehl
- 25 g Tomatenmark
- 1 EL Hefeflocken
- 1 EL Paprikapulver
- 1 TL Kräutermischung nach Belieben
- ½ TL Kreuzkümmel
- ½ TL Chilipulver
- 1 TL Pfeffer
- 1 TL Salz
- (Raps)Öl zum Braten

Zubereitung

- Haferflocken **15 Sek./ Stufe 10** mahlen.
- Zwiebel, Karotte und Knoblauch zugeben und **7 Sek./ Stufe 5** zerkleinern.
- Mit dem Spatel nach unten schieben.
- Restliche Zutaten zugeben und 20 **Sek./ Stufe 5** vermischen.
- Öl in einer Pfanne erhitzen.
- Formen Sie jetzt mit befeuchteten Händen kleine Bratlinge und drücken sie diese leicht flach in die Pfanne.
- Die Bratlinge von beiden Seiten anbraten.
- Beim Braten gerne mit Pfeffer und Paprikapulver würzen.
- Die Kidneybohnenbratlinge schmecken warm und kalt, besonders am nächsten Tag noch, sehr lecker.

Cig Köfte

Zutaten

- 200 g rote Linsen
- 120 g feiner Bulgur (oder 180 g grober Bulgur)
- 400 g Wasser
- 40 g Tomatenmark
- 40 g Paprikamark
- 3- 4 Frühlingszwiebel, in feine Röllchen geschnitten
- 1 EL Petersilie
- 1 TL Kreuzkümmel, gemahlen
- 30 g Zitronensaft
- 1 EL Gemüsebrühpulver
- 2 Prisen Pfeffer
- Optional: 1 TL Chilipulver
- 30 g (Oliven)Öl

Beilagen: Salatblätter nach Wahl und Zitronenscheiben

Zubereitung

- Linsen, Wasser, Tomatenmark, Paprikamark und Gemüsebrühe in den Topf geben.
- Für **17 Min./ 100 Grad/ Linkslauf/ Stufe 1** kochen.
- Bulgur zugeben und **3 Min./ 100 Grad/ Linkslauf/ Stufe 2** köcheln lassen.
- Restliche Zutaten zugeben und **30 Sek./ Stufe 4** vermischen.
- In eine Schüssel umfüllen und 30 Minuten quellen lassen.
- Danach Cig Köfte Rollen formen und auf einem, mit Salatblättern und Zitronenscheiben ausgelegten Teller anrichten.

Buchweizenbratlinge

Zutaten

- 200 g Buchweizen
- 160 g Mehl
- 300 g Wasser
- 1 Päckchen Trockenhefe
- 1 TL Zwiebelpulver
- 1 TL Knoblauchpulver
- 1 EL Paprikapulver
- 1 TL Zucker
- 1 TL Pfeffer
- 3 Prisen Muskat
- 1 TL Salz
- (Raps) Öl zum Ausbraten

Zubereitung

- Buchweizen für **45 Sek./ Stufe 10** mahlen.
- In eine Schüssel umfüllen.
- Mehl, Wasser, Trockenhefe, Zucker und Gewürze zugeben und für **3 Min./ Teigstufe** kneten.
- Teig zu einer Kugel formen und zugedeckt für 1 Stunde ruhen lassen.
- Aus dem Teig Bratlinge in gewünschter Größe formen.
- Öl in einer Pfanne erhitzen und die Buchweizenbratlinge fertig braten.
- Mit einer Beilage nach Wahl servieren.

Kartoffel - Linsencurry

Zutaten

- 700 g Kartoffeln, in Scheiben
- 250 g rote Linsen
- 700 g Wasser
- 1 Zwiebel, geviertelt
- 1 Knoblauchzehe
- 35 g Gemüsebrühpulver
- 2 EL Currypulver
- 1 EL Balsamico
- 1 TL Zucker
- ½ TL Pfeffer
- 20 g (Raps)Öl
- Petersilie zum Garnieren

Zubereitung

- Zwiebel und Knoblauch **5 Sek./ Stufe 5** zerkleinern.
- Mit dem Spatel nach unten schieben.
- Öl zugeben **3 Min./ 120 Grad/ Stufe 1** garen.
- Restliche Zutaten zugeben und für 25 **Min./ 100 Grad/ Linkslauf/ Stufe 1** kochen lassen.
- Sobald **100 Grad** erreicht werden, auf die **nächst niedrigere Temperaturstufe** herunter drehen.
- Garprobe machen – Je nach Kartoffelsorte kann sich die Garzeit etwas verlängern.
- Mit Petersilie garniert servieren.

- Braune Linsen benötigen etwa 40 Minuten.

  Ein ideales Gericht für eine schlanke Figur! Lecker und zudem sehr preiswert!

Champignon – Risotto

Zutaten

- 250 g Risotto
- 250 g Champignons, in Scheiben
- 700 g Wasser
- 30 g Gemüsebrühpulver
- 200 g veganer Weißwein
- 1 Zwiebel, geviertelt
- 2 TL Thymian
- 1 TL Zitronensaft
- 3 Prisen Pfeffer
- 20 g (Oliven)Öl
- Optional Hefeflocken zum Bestreuen

Zubereitung

- Zwiebel **5 Sek./ Stufe 5** zerkleinern.
- Mit dem Spatel nach unten schieben.

- Öl zugeben **3 Min./ 120 Grad/ Stufe 1** garen.
- Reis zugeben **2 Min./ 100 Grad/ Linkslauf/ Stufe 1** andünsten.
- Wasser, Weißwein, Gemüsebrühe und Gewürze zugeben und **12 Min./ 100 Grad/ Linkslauf/ Stufe 1** kochen.
- Champignons zugeben und **10 Min./ 100 Grad/ Linkslauf/ Stufe 1** ohne Messbecher kochen.
- Optional mit Hefeflocken bestreut servieren.

Buchweizen- Kürbisrisotto

Zutaten

- 250 g Hokkaido Kürbis, in Stücken
- 250 g Buchweizen
- 700 g Wasser
- 200 g veganer Weißwein
- 1 Zwiebel, geviertelt
- 30 g Gemüsebrühpulver
- 2 TL Curry
- 30 g (Oliven)Öl
- Optional Hefeflocken zum Bestreuen.

Zubereitung

- Zwiebel und Kürbis **5 Sek./ Stufe 6** zerkleinern.
- Mit dem Spatel nach unten schieben.
- Öl zugeben **3 Min./ 120 Grad/ Stufe 1** garen.

- Buchweizen zugeben **2 Min./ 100 Grad/ Linkslauf/ Stufe 1** andünsten.
- Wasser, Weißwein, Gemüsebrühe und Curry zugeben und **22 Min./ 100 Grad/ Linkslauf/ Stufe 1** kochen.
- Optional mit Hefeflocken bestreut servieren.
- Statt Kürbis kann auch anderes Gemüse verwendet werden.

Grünkohlrisotto mit Champignons

Zutaten

- 300 g Grünkohl, in feinen Streifen
- 200 g Risottoreis
- 250 g Champignons, in Scheiben
- 600 g Wasser
- 100 g Kokosmilch
- 100 g veganer Weißwein
- 1 Zwiebel, geviertelt
- 2 Knoblauchzehen
- 30 g Gemüsebrühpulver
- 1 TL Pfeffer
- 30 g (Oliven)Öl

Zubereitung

- Zwiebel und Knoblauch **5 Sek./ Stufe 5** zerkleinern.
- Mit dem Spatel nach unten schieben.
- Öl zugeben **3 Min./ 120 Grad/ Stufe 1** garen.
- Risottoreis und Champignons zugeben 3 **Min./ 100 Grad/ Linkslauf/ Stufe 1** andünsten.
- Wasser, Weißwein und Gemüsebrühe zugeben und **20 Min./ 100 Grad/ Linkslauf/ Stufe 1** kochen.
- Grünkohl, Kokosmilch und Pfeffer zugeben, weitere **10 Min./ 100 Grad/ Linkslauf/ Stufe 1** kochen.

Suppen

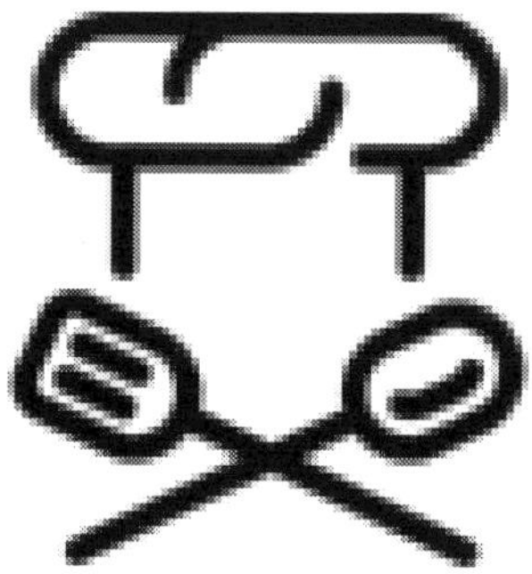

Griechischer Bohneneintopf (Fasolia)

Zutaten

- 1 Dose weiße Riesenbohnen (240 g abgetropft)
- 500 g passierte Tomaten
- 200 g Wasser
- 1 Zwiebel, geviertelt
- 1 Karotte, in Stücken
- 1 Knoblauchzehe
- 1 Lorbeerblatt
- 20 g Tomatenmark
- ½ TL Zitronenschale, gerieben
- 1 EL Zitronensaft
- 1 TL Pfeffer
- 20 g Gemüsebrühpulver
- 20 g (Oliven) Öl
- Petersilie zum Garnieren

Zubereitung

- Zwiebel und Knoblauch **5 Sek./ Stufe 5** zerkleinern.
- Mit dem Spatel nach unten schieben.
- Öl zugeben und **3 Min./ 120 Grad/ Stufe 1** garen.
- Karotten zugeben und **7 Sek./ Stufe 5** zerkleinern.
- Mit dem Spatel nach unten schieben.
- Restliche Zutaten zugeben und **20 Min./ 100 Grad/ Linkslauf/ Stufe 1** köcheln lassen.
- Mit Petersilie garnieren und servieren.

Pfannkuchensuppe

Zutaten (4 Portionen)

- 4-5 übrige Pfannkuchen (vom Vortag)
- 1500 g Wasser
- 50 g Gemüsebrühpulver
- Schnittlauch zum Garnieren

Zubereitung

- Pfannkuchen in feine Streifen schneiden.
- Wasser und Gemüsebrühe im Topf für **10 Min./ 100 Grad/ Stufe 1** aufkochen lassen.
- Pfannkuchen zugeben und **20 Sek./ Linkslauf/ Stufe 2** unterrühren.
- Mit Schnittlauch garnieren und servieren.

Kalte Gurkensuppe

Zutaten

- 2 Gurken, etwa 500 g, in Stücken
- 60 g Cashewnüsse
- ½ TL Salz
- ½ TL Pfeffer
- 1 EL Olivenöl
- Petersilie und Dill zum Garnieren

Zubereitung

- Alle Zutaten im Topf für 1 **Min./ Stufe 8** pürieren.
- Für mindestens 2 Stunden in den Kühlschrank stellen.
- Mit Petersilie und Dill garniert servieren.

Kartoffelsuppe mit Haselnüssen

Zutaten

- 750 g Kartoffeln, in Stücken
- 750 g Wasser
- 100 g Zwiebeln
- 60 g Haselnüsse
- ½ TL Muskat
- ½ TL Pfeffer
- 30 g Gemüsebrühpulver
- 25 g (Oliven) Öl
- Petersilie zum Garnieren

Zubereitung

- Haselnüsse **8 Sek./ Stufe 5** zerkleinern.
- Für **2 Min./ 100 Grad/ Stufe 1** anrösten und umfüllen.
- Zwiebeln **4 Sek./ Stufe 5** zerkleinern.

- Mit dem Spatel nach unten schieben.
- Öl zugeben und 3 **Min./ 120 Grad/ Stufe 1** andünsten.
- Kartoffeln zugeben und für **8 Sek./ Stufe 5** zerkleinern.
- Wasser, Pfeffer und Gemüsebrühe zugeben und **11 Min./ 100 Grad/ Stufe 1** köcheln lassen.
- Suppe nochmals für **10 Min./ 90 Grad/ Stufe 1** garen.
- Suppe für **10 Sek./Stufe 7** pürieren.
- Haselnüsse und Muskat zugeben und **15 Sek./Stufe 4** unterrühren.
- Mit Petersilie garnieren und servieren.

Steinpilzsuppe

Zutaten

- 350 g frische Steinpilze
- 2 Zwiebeln, geviertelt
- 1 Knoblauchzehe
- 500 g Wasser
- 40 g Gemüsebrühpulver
- 250 g Pflanzendrink
- 250 g Sojasahne
- ½ TL Pfeffer
- 2 Prisen Muskat
- 30 g Mehl
- 25 g vegane Butter

Zubereitung

- Zwiebeln und Knoblauch **5 Sek./ Stufe 5** zerkleinern.
- Mit dem Spatel nach unten schieben.

- Butter zugeben und **3 Min./ 120 Grad/ Stufe 1** garen.
- Steinpilze zugeben und **5 Min./ 100 Grad/ Stufe 1** dünsten.
- Mehl zugeben, weitere **5 Min./ 100 Grad/ Stufe 2** dünsten.
- Wasser, Pflanzendrink, Gemüsebrühe und Pfeffer zugeben, **10 Min./ 90 Grad/ Stufe 1** köcheln lassen.
- Sojasahne und Muskat zugeben und **5 Min./ 80 Grad/ Stufe 1** ziehen lassen.
- In tiefen Tellern servieren.

Mangoldsuppe

Zutaten

- 400 g Mangold, grob geschnitten
- 1 Kartoffel
- 1 Zwiebel, geviertelt
- 1 Knoblauchzehe
- 700 g Wasser
- 100 g Pflanzensahne
- 50 g veganer Weißwein
- 30 g Gemüsebrühpulver
- 1 TL Pfeffer
- ½ TL Muskat
- 20 g (Raps)Öl
- Petersilie zum Garnieren

Zubereitung

- Knoblauch und Zwiebel **5 Sek./ Stufe 5** zerkleinern.
- Mit dem Spatel nach unten schieben.
- Öl zugeben und **3 Min./ 120 Grad/ Stufe 1** garen.

- Mangold und Kartoffel zugeben, für 7 **Sek./ Stufe 5** zerkleinern und **1 Min./100 Grad/ Stufe 2** andünsten.
- Wasser, Weißwein, Pfeffer, Muskat und Gemüsebrühe zugeben und 3**0 Min./ 100 Grad/ Stufe 1** köcheln lassen.
- Pflanzensahne zugeben und **10 Sek./ Stufe 4** unterrühren.
- Mit Petersilie garniert servieren.

Wirsingsuppe

Zutaten

- ½ Wirsingkopf, in Streifen
- 1 Kartoffel, gewürfelt
- 1 Karotte, gewürfelt
- 1 Zwiebel, geviertelt
- 1000 g Wasser
- 30 g Gemüsebrühpulver
- 50 g Sojasahne
- ½ TL Pfeffer
- 25 g (Raps)Öl

Zubereitung

- Zwiebel **5 Sek./ Stufe 5** zerkleinern.
- Mit dem Spatel nach unten schieben.
- Öl zugeben und **3 Min./ 120 Grad/ Stufe 1** garen.
- Wirsing zugeben und **2 Min./ 100 Grad/ Linkslauf/ Stufe 1**

- Wasser, Gemüsebrühe, Pfeffer, Karotte und Kartoffel zugeben, **45 Min./ 100 Grad/ Linkslauf/ Stufe 1** köcheln lassen.
- Sojasahne zugeben und **5 Min./ 80 Grad/ Linkslauf/ Stufe 1** ziehen lassen.
- Abschmecken und in tiefen Tellern servieren.

Reissuppe

Zutaten

- 200 g Reis
- 1 Karotte, in Stücken
- 1000 g Wasser
- 30 g Gemüsebrühpulver
- 1 TL Curry
- ½ TL Pfeffer
- 20 g (Raps)Öl
- Schnittlauch zum Garnieren

Zubereitung

- Karotte **5 Sek./ Stufe 5** zerkleinern.
- Mit dem Spatel nach unten schieben.
- Reis und Öl zugeben und **2 Min./ 120 Grad/ Linkslauf/ Stufe 1** erhitzen.
- Wasser, Curry und Gemüsebrühe zugeben, für **26 Min./ 100 Grad/ Linkslauf/ Stufe 1** köcheln lassen.
- Mit Schnittlauch garniert, in tiefen Tellern servieren.

Nudelsuppe mit Karotten

Zutaten

- 150 g Suppennudeln
- 3 Karotten, in Stücken
- 1000 g Wasser
- 30 g Gemüsebrühpulver
- 1 TL Curry
- ½ TL Pfeffer
- 20 g (Raps)Öl
- Schnittlauch zum Garnieren

Zubereitung

- Karotten **5 Sek./ Stufe 5** zerkleinern und mit dem Spatel nach unten schieben.
- Öl zugeben und **2 Min./ 120 Grad/ Stufe 1** dünsten.
- Wasser, Curry, Pfeffer und Gemüsebrühe zugeben, für **10 Min./ 100 Grad/ Stufe 1** aufkochen.
- Nudeln zugeben und **Kochzeit auf der Packungsangabe/ 100 Grad/ Linkslauf/ Stufe 1** köcheln lassen.
- Mit Schnittlauch garniert, in tiefen Tellern servieren.

Chinakohlsuppe

Zutaten

- 500 g Chinakohl, in Streifen
- 2 Kartoffeln, in Stücken
- 1 Karotte, in Stücken
- 1 Zwiebel, geviertelt
- 1 Knoblauchzehe
- 900 g Wasser
- 25 g Gemüsebrühpulver
- 50 g Sojasahne
- 2 TL Currypulver
- 2 Prisen Ingwer
- 2 Prisen Muskat
- 1 TL Pfeffer
- 25 g (Raps)Öl

Zubereitung

- Zwiebel und Knoblauch **5 Sek./ Stufe 5** zerkleinern.

- Mit dem Spatel nach unten schieben.
- Öl zugeben und **3 Min./ 120 Grad/ Stufe 1** garen
- Kartoffeln, Karotte und Currypulver zugeben und **3 Min./ 120 Grad/ Stufe 2** mit andünsten.
- Chinakohl zugeben, **20 Sek./ Stufe 3** unterheben.
- Wasser und Gemüsebrühe zugeben, **25 Min./ 120 Grad/ Stufe 1** köcheln lassen.
- Suppe **40 Sek./ Stufe 7** fein pürieren.
- Sojasahne, Pfeffer, Ingwer und Muskat zugeben, **3 Min./ 120 Grad/ Stufe 2** aufkochen und 5 Minuten ziehen lassen.

Brennnesselsuppe

Zutaten

- 500 g Brennnesselblätter
- 1 Kartoffel, in Stücken
- 1 Zwiebel, geviertelt
- 1000 g Wasser
- 30 g Gemüsebrühpulver
- 50 g Sojasahne
- 20 g (Raps)Öl
- 1 TL Pfeffer
- Schnittlauch zum Garnieren

Zubereitung

- Zwiebel und Kartoffel **5 Sek./ Stufe 5** zerkleinern.
- Mit dem Spatel nach unten schieben.
- Öl zugeben und **3 Min./ 120 Grad/ Stufe 1** garen.
- Brennnesselblätter zugeben und **1 Min./ 100 Grad/ Stufe 1** dünsten.

- Wasser und Gemüsebrühe zugeben und bei **10 Min./ 100 Grad/ Stufe 1** köcheln lassen.
- Sojasahne zugeben, aufkochen und für **5 Min./ 100 Grad/ Stufe 1** leicht köcheln lassen.
- Suppe für **40 Sek./ Stufe 7** pürieren.
- Abschmecken und mit Schnittlauch bestreut servieren.

Süßkartoffelsuppe

Zutaten

- 3 Süßkartoffeln, in Stücken
- 1 Zwiebel, geviertelt
- 1 Knoblauchzehe
- 1 Dose Kokosmilch
- 1000 g Wasser
- 30 g Gemüsebrühpulver
- 30 g Erdnussbutter
- 2 EL Zitronensaft
- 20 g (Raps)Öl

Zubereitung

- Zwiebel und Knoblauch **5 Sek./ Stufe 5** zerkleinern.
- Mit dem Spatel nach unten schieben.
- Öl zugeben und **3 Min./ 120 Grad/ Stufe 1** garen.
- Wasser, Gemüsebrühe und Süßkartoffeln zugeben und **22 Min./ 100 Grad/ Stufe 1** kochen lassen.

- Kokosmilch, Erdnussbutter und Zitronensaft zugeben und die Suppe für **40 Sek./ Stufe 7** pürieren.
- Abschmecken und in tiefen Tellern servieren.

Tomatensuppe mit Gemüse

Zutaten

- 1 Dose gehackte Tomaten
- 1 Dose passierte Tomaten
- 3 Karotten, in Stücken
- 1 Zwiebel, geviertelt
- 2 Knoblauchzehen
- 1 Lauch, in Stücken
- 1 Lauchzwiebel, in Stücken
- 1 Zucchini, in Stücken
- 20 g Gemüsebrühpulver
- 30 g (Kokos)Öl

Zubereitung

- Zwiebel und Knoblauch **5 Sek./ Stufe 5** zerkleinern.
- Mit dem Spatel nach unten schieben.
- Öl zugeben und **3 Min./ 120 Grad/ Stufe 1** garen.
- Alle Zutaten außer Tomaten zugeben und **5 Min./ 120 Grad/ Stufe 1** köcheln lassen.

- Tomaten zugeben und **20 Min./ 90 Grad/ Stufe 1** erwärmen.
- Suppe für **40 Sek./ Stufe 7** pürieren und in tiefen Tellern servieren.

Minestrone

Zutaten

- 120 g kleine italienische Hartweizennudeln
- 700 g Gemüse nach Wahl (z. B. Kartoffel, Karotte, Tomaten usw.), in Stücken
- 1000 g Wasser
- 30 g Gemüsebrühpulver
- 1 Zwiebel, geviertelt
- 3 EL Olivenöl

Zum Servieren:

- 6 TL Olivenöl

Zubereitung

- Zwiebel **5 Sek./ Stufe 5** zerkleinern.
- Mit dem Spatel nach unten schieben.
- Öl zugeben und **3 Min./ 120 Grad/ Stufe 1** garen.
- Gemüse zugeben und **30 - 40 Sek./ Stufe 4** zerkleinern. (Je nach Gemüse und gewünschter Sämigkeit)

- Wasser und Gemüsebrühe zugeben und für **20 Min./ 100 Grad/ Stufe 1** köcheln lassen.
- Nudeln zugeben, **Zeit gemäß Packungsangabe/ 100 Grad/ Linkslauf Stufe 1** kochen lassen.
- Minestrone in tiefe Teller geben und mit Öl beträufeln.

Rote Bete Suppe

Zutaten

- 600 g Rote Bete (geschälte ca. 400g), in Stücken
- 5 Kartoffeln, in Stücken
- 4 Karotten, in Stücken
- 1 Sellerie, in Stücken
- 1 Zwiebel, geviertelt
- 1000 g Wasser
- 30 g Gemüsebrühpulver
- ½ TL Pfeffer
- 20 g (Raps)Öl
- Optional: 1 EL veganer Meerrettich (aus dem Glas)

Zubereitung

- Zwiebel **5 Sek./ Stufe 5** zerkleinern.
- Mit dem Spatel nach unten schieben.
- Öl zugeben und **3 Min./ 120 Grad/ Stufe 1** garen.
- Gemüse zugeben und **3 Min./ 100 Grad/ Stufe 1** anbraten.

- Wasser und Gemüsebrühe zugeben und **22 Min./ 120 Grad/ Stufe 1** köcheln lassen.
- Suppe für **40 Sek./ Stufe 7** pürieren.
- Optional noch mit Meerrettich abschmecken.

Apfelcurrysuppe

Zutaten

- 350 g Äpfel, geschält, entkernt, in Stücken
- 500 g Wasser
- 1 Zwiebel, geviertelt
- 1 Knoblauchzehe
- 150 g Pflanzensahne (oder Kokosmilch)
- 50 g Tomatenmark
- 25 g Gemüsebrühpulver
- 2 EL Currypulver
- ½ TL Pfeffer
- 25 g (Raps)Öl

Zubereitung

- Zwiebel und Knoblauch **5 Sek./ Stufe 5** zerkleinern.
- Mit dem Spatel nach unten schieben.

- Öl zugeben und **3 Min./ 100 Grad/ Stufe 1** köcheln lassen.
- Äpfel zugeben und **5 Sek./ Stufe 5** zerkleinern.
- Restliche Zutaten zugeben und **12 Min./ 100 Grad/ Stufe 1** kochen lassen.
- Die Suppe für **20 Sek./ Stufe 10** pürieren.
- Gegebenenfalls nochmal nachwürzen und in tiefen Tellern servieren.

Süßigkeiten und Desserts

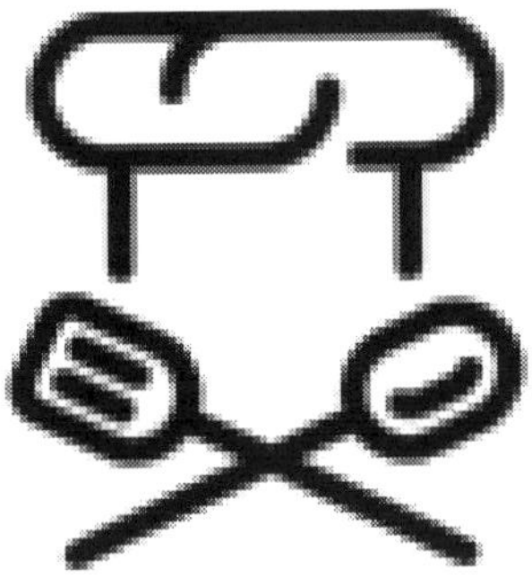

Schneller Tütenpudding

Zutaten

- 500 g Pflanzendrink nach Belieben (Empfehlung: Sojadrink)
- 1 Päckchen Puddingpulver nach Belieben (40 g)
- 40 g Zucker

Zubereitung

- Alle Zutaten in den Topf geben und **40 Sek./ Stufe 4** verrühren.
- Danach **8 Min./ 100 Grad/ Stufe 3** kochen lassen.
- In Schälchen füllen und warm oder kalt servieren.

Mousse au chocolat

Zutaten

- 300 g Seidentofu
- 150 g dunkle vegane Schokolade
- 4 EL Agavendicksaft
- 1 TL Likör (nach Belieben)

Zubereitung

- Seidentofu für **1 Min./ Stufe 6** verrühren.
- Schokolade im Wasserbad separat schmelzen lassen.
- Agavendicksaft und Likör zu dem Seidentofu geben und für **40 Sek./ Stufe 4** verrühren.
- Auf **Stufe 4** stellen und geschmolzene Schokolade langsam zugießen.
- Sobald die Mousse gut verrührt ist, in Gläser füllen und für ca. 2 Stunden in den Kühlschrank geben.

Schneller Haferbrei

Zutaten

- 250 g Haferflocken
- 1000 g Pflanzendrink nach Belieben
- 30 g Zucker
- 20 g Butter
- 1 Prise Salz
- Optional Zimt zum Bestreuen

Zubereitung

- Alle Zutaten (außer Zimt) für **15 Min./ 90 Grad/ Linkslauf/ Stufe 1** erwärmen.
- In einem tiefen Teller servieren und Optional mit Zimt bestreuen.

Schokopudding

Zutaten

- 80 g vegane dunkle Schokolade
- 400 g Pflanzendrink, nach Belieben
- 100 g Wasser
- 1 EL Agavendicksaft
- 30 g Speisestärke
- Zucker zum Bestreuen.

Zubereitung

- Schokolade für **10 Sek./ Stufe 7** zerkleinern.
- Restliche Zutaten zugebe und **9 Min./ 100 Grad/ Stufe 3** aufkochen.
- In Gläser füllen und mit etwas Zucker bestreuen, damit keine Haut gebildet wird.
- Für ca. 2 Stunden in den Kühlschrank geben.

Pfannkuchen

Zutaten (8 Pfannkuchen)

- 500 g Pflanzendrink
- 200 g Mehl
- 100 g Speisestärke
- 1 TL Vanillezucker
- etwas (Raps)Öl zum Braten

Zubereitung

- Alle Zutaten in den Topf geben und **50 Sek./Stufe 4** verrühren.
- Einen TL Öl in einer Pfanne warm werden lassen (nicht heiß!), dann mit einem Schöpflöffel den Teig in die Pfanne geben.
- Pfannkuchen 2 Minuten braten, umdrehen und nochmal 1 Minute anbraten.
- Vor dem nächsten Pfannkuchen wieder etwas Öl nachgeben.

- Fertige Pfannkuchen nach Belieben bestreichen oder belegen.
- Dieses Rezept weicht etwas vom Pfannkuchen Rezept im Band 1 ab.

Kokosmüsli

Zutaten (2 Portionen)

- 1 Apfel, geviertelt
- 100 g Haferflocken
- 180 g Kokosdrink
- 200 g veganer Naturjoghurt
- 1 Päckchen Vanillezucker
- 1 TL Zimt
- 20 g Kokosraspeln zum Garnieren.

Zubereitung

- Haferlocken mit Kokosdrink für eine Stunde quellen lassen.
- Apfel **5 Sek./ Stufe 5** zerkleinern.
- Mit dem Spatel nach unten schieben.
- Restliche Zutaten zugeben und für **20 Sek./ Linkslauf/ Stufe 3** verrühren.
- Mit Kokosraspeln garnieren und servieren.

Nussecken

Zutaten

für den Teig:

- 450 g Mehl
- 200 g vegane Butter
- 200 g Zucker
- 2 Päckchen Vanillezucker
- 2 TL Backpulver
- 60 g Wasser
- 2 EL Speisestärke
- 2 Prisen Salz

Für den Belag:

- 250 g Haselnüsse
- 50 g Mandeln
- 150 g Zucker
- 50 g Wasser
- 150 g vegane Butter
- 2 Päckchen Vanillezucker

- Marmelade zum Bestreichen (Empfehlung: Aprikosenmarmelade)

Für die Glasur:

- 200 g geschmolzene, vegane Zartbitterschokolade

Zubereitung

- Backofen auf 150 Grad Umluft vorheizen.
- Nüsse im Topf für **5 Sek./ Stufe 6** klein hacken.
- Alle Teigzutaten, außer dem Wasser für 30 **Sek./ Stufe 5** miteinander verrühren.
- Wasser zugeben und nochmals **20 Sek./ Stufe 5** verrühren.
- Den Teig im auf ein mit Backpapier ausgelegtes Backblech verstreichen und mit Marmelade bestreichen.
- Für die Zubereitung des Belages, Wasser, Zucker und Vanillezucker für **3 Min./100 Grad/ Stufe 1** erwärmen.
- Nüsse und Butter zugeben und **20 Sek./Stufe 5/ Linkslauf** miteinander verrühren.
- Nussmaße auf den Teig streichen.
- Im Backofen für etwa 45 Minuten backen.

- Mindestens 5 Stunden abkühlen lassen. Dann lassen sich die Nussecken leichter schneiden.
- Nussecken in Dreiecke schneiden.
- Schokolade z. B. im Wasserbad schmelzen lassen.
- Die Ecken der Nussecken mit Schokolade bestreichen.
- Nussecken auf ein Backpapier legen und die Schokolade trocknen lassen.

Zitronenkuchen

Zutaten

- Saft und Abrieb aus einer Zitrone
- 300 g Mehl
- 120 g Zucker
- 1 Päckchen Backpulver
- 280 g Pflanzendrink nach Belieben
- 125 g Rapsöl

Zubereitung

- Backofen auf 150 Grad Umluft vorheizen.
- Kastenform mit Backpapier auslegen oder ölen.
- Alle Zutaten in den Topf geben und für **2 Min./ Stufe 4** vermischen.
- Teig in die Kastenform füllen und glattstreichen.
- Im Backofen etwa 50 Minuten backen.
- Vor dem Entnehmen Stäbchenprobe machen.
- Wenn gewünscht, kann der Kuchen mit Zuckerguss bestreicht werden.

Apfelkuchen

Zutaten

- 4 Äpfel, geschält, entkernt, geviertelt
- 250 g Mehl
- 200 g Pflanzendrink
- 160 g vegane Butter
- 120 g Zucker
- 1 Päckchen Backpulver
- 1 TL abgeriebene Zitronenschale
- 1 Prise Salz
- Puderzucker zum Verzieren

Zubereitung

- Backofen auf 150 Grad Umluft vorheizen.
- Springform (Ø 28 cm) einfetten.
- Die breite Seite der Äpfel mit einem Messer einritzen. Dabei achten, dass die Äpfel nicht durchgeschnitten werden.
- Alle Zutaten, außer den Äpfeln, in den Topf geben und für **1 Min./ Stufe 4** vermischen.
- Teig in die Springform füllen und glattstreichen.

- Die Äpfel mit der breiten Seite nach oben, dicht nebeneinander in dem Kuchenteig drücken.
- Im Backofen etwa 40 Minuten backen.
- Vor dem Entnehmen Stäbchenprobe machen.
- Aus dem Ofen nehmen und 10 Minuten abkühlen lassen, bevor die Springform geöffnet wird.
- Vor dem Servieren mit Puderzucker bestäuben.

Blechkuchen (Basisrezept)

Zutaten

- 60 g Zitronensaft
- 280 g Mehl
- 170 g Zucker
- 1 Päckchen Backpulver
- 180 g Wasser
- 1 EL Abrieb einer Zitronenschale
- ½ TL Salz
- 100 g Rapsöl

Zubereitung

- Backofen auf 150 Grad Umluft vorheizen.
- Alle Zutaten in den Topf geben und für **2 Min./ Stufe 4** vermischen.
- Teig auf ein mit Backpapier ausgelegtes Backblech füllen und glattstreichen.
- Im Backofen etwa 25 Minuten backen.
- Vor dem Entnehmen Stäbchenprobe machen.
- Zum Abkühlen mit dem Backblech auf ein Kuchengitter stellen.

- Wenn gewünscht, kann der Kuchen mit Zuckerguss bestreicht werden.

Schneller Apfel Blätterteigstrudel

Zutaten

Für den Teig

- 1 Packung veganer Blätterteig (275g)
- 2 Äpfel, geschält und entkernt (250g – 300 g)
- 20 g Agavendicksaft
- 1 TL Zimt
- 1 Prise Salz
- Optional 1 Päckchen Vanillezucker

Zubereitung

- Backofen auf 180 C Umluft vorheizen.
- Blätterteig auf einem mit Backpapier belegtem Backblech ausrollen. Der Blätterteig kann in 2-3 Strudel unterteilt werden.
- Alle Zutaten, außer den Blätterteig in den Topf geben und für **5 Sek./ Stufe 4** vermischen.
- Die Apfelmasse auf dem Blätterteig verstreichen und am Rand etwa 1 cm frei lassen.
- Blätterteig zu einem Strudel rollen.

- Den Blätterteig außen mit Wasser befeuchten und im Ofen für 16 Minuten fertig backen.
- Den Strudel kann man warm und kalt servieren.

Muffins mit Haferlocken

Zutaten

- 120 g Haferflocken
- 1 reife Banane, in Stücken
- 150 g Pflanzendrink, nach Belieben
- 1 EL Zimt
- 1 TL Backpulver
- 40 g (Raps)Öl

Zubereitung

- Backofen auf 150 Grad Umluft vorheizen.
- Haferflocken für **10 Sek./ Stufe 8** mahlen.
- Restliche Zutaten zugeben und für **1 Min./ Stufe 4** zu einem Teig verrühren.
- Den Teig in Muffinförmchen geben.
- Im Backofen für etwa 35 Minuten backen.
- Stäbchenprobe machen und 15 Minuten abkühlen lassen, bevor die Muffins aus der Form entnommen werden.

Vanillekipferl

Zutaten (etwa 50 Plätzchen)

- 250 g Mehl
- 200 g vegane Butter
- 150 g gemahlene Mandeln
- 120 g Puderzucker
- 1 EL Speisestärke
- 4 Päckchen Vanillezucker
- 30 g Zucker
- 1 Prise(n) Salz

Zubereitung

- Mehl, Butter, Speisestärke, 70 g Puderzucker, 2 Päckchen Vanillezucker, Mandeln und Salz in den Topf geben und für **40 Sek./Stufe 4** zu einem glatten Teig verkneten.
- Aus dem Teig mehrere Rollen formen und in Frischhaltefolie wickeln.
- Rollen für 1 Stunde in den Kühlschrank stellen.
- Backofen auf 180 C Umluft vorheizen.

- Zucker mit 2 Päckchen Vanillezucker und 50 g Puderzucker vermischen.
- Eine Rolle aus dem Kühlschrank nehmen und in fingerbreite Stücke schneiden.
- Aus den Stücken Vanillekipferl formen und diese auf ein mit Backpapier belegten Backblech legen.
- Vanillekipferl im vorgeheizten Ofen etwa 12 Minuten goldgelb backen.
- Vanillekipferl danach vorsichtig in der Puderzuckermischung wenden.
- Vanillekipferl auskühlen lassen und danach in einer Plätzchendose aufbewahren.

Mandeltaler

Zutaten

- 100 g Mandeln
- 300 g Mehl
- 250 g vegane Butter
- 1 Päckchen Vanillezucker
- Puderzucker zum Verzieren

Zubereitung

- Mandeln **10 Sek./ Stufe 8** mahlen.
- Restliche Zutaten zugeben und für **1 Min./ Knetstufe** zu einem Teig kneten.
- Den Teig zu einer Rolle formen, in eine Frischhaltefolie einwickeln und mind. 10 Stunden ins Gefrierfach geben.
- Backofen auf 150 Grad Umluft vorheizen.
- Etwa 0,5 cm dicke Plätzchen von der Rolle schneiden und auf ein mit Backpapier ausgelegtes Backblech legen.
- Im Backofen hell aufbacken.
- Mit Puderzucker bestreut servieren.

Kokosmakronen

Zutaten

- 100 g Kokosflocken
- 100 g Mehl
- 100 g Zucker
- 120 g vegane Butter
- Backoblaten (etwa 40 Stück)

Zubereitung

- Backofen auf 150 Grad Umluft vorheizen.
- Backoblaten auf ein mit Backpapier ausgelegtes Backblech legen.
- Restliche Zutaten für **2 Min./ Knetstufe** kneten.
- Den Teig am besten mit zwei Teelöffeln auf die Oblaten verteilen.
- Im Backofen für etwa 15 Minuten backen.
- Die Kokosmakronen auf einem Kuchengitter abkühlen lassen.

Nuss - Mandelplätzchen

Zutaten

- 150 g Haselnüsse
- 150 g Mandeln
- 150 g Mehl
- 150 g Zucker
- 150 g vegane Butter
- 1 TL Kakaopulver

Zubereitung

- Backofen auf 150 Grad Umluft vorheizen.
- Mandeln **10 Sek./ Stufe 8** mahlen.
- Restliche Zutaten, außer den Haselnüssen zugeben und für **1 Min./ Stufe 4** verrühren.
- Aus dem Teig kleine Kugeln formen und in Abstand von etwa 5 cm, auf ein mit Backpapier ausgelegtes Backblech legen.
- Auf jede Kugel eine Haselnuss leicht eindrücken.
- Im Backofen ca. 20 Minuten backen.

Schokobällchen

Zutaten

- 100 g Mandeln
- 100 g vegane Schokolade (z.B. Zartbitter)
- 100 g vegane Butter
- Zucker für die Plätzchen

Zubereitung

- Mandeln **10 Sek./ Stufe 8** mahlen und umfüllen.
- Schokolade **10 Sek./ Stufe 8** zerkleinern.
- Butter und Mandeln zugeben und **1 Min./ Stufe 3** verrühren.
- Den Teig in mehrere dünne Rollen formen, in eine Frischhaltefolie einwickeln und 1 Stunde in den Kühlschrank legen.
- Backofen auf 100 Grad Umluft vorheizen.
- Etwa 0,5 cm dicke Plätzchen von der Rolle schneiden, zu Kugeln formen und auf ein mit Backpapier ausgelegtes Backblech legen.
- Schokobällchen im Zucker wälzen und im Backofen für ca. 45 Minuten backen.

Getränke

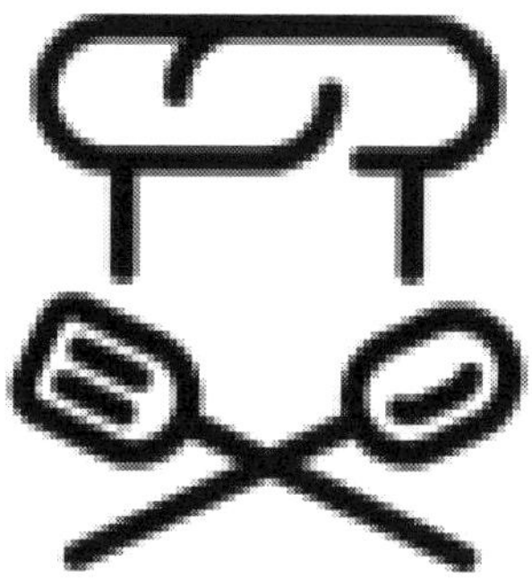

Johannisbeermilch

Zutaten (2 Portionen)

- 200 g rote oder weiße Johannisbeeren
- 500 g gekühlter Pflanzendrink nach Belieben
- 30 g Agavendicksaft

Zubereitung

- Alle Zutaten in den Mixtopf und **30 Sek./ Stufe 10** pürieren.

Orangen Ingwer Shot

Zutaten

- 80 g geschälter Ingwer
- 1 Apfel, entkernt und in Stücken
- 400 g Orangensaft, gerne frisch gepresst
- 80 g Zitronensaft, gerne frisch gepresst
- 1 TL Kurkuma
- 3 Prisen Pfeffer
- 2 EL Agavendicksaft

Zubereitung

- Ingwer in den Topf geben und für 4 **Sek./ Stufe 7** zerkleinern.
- Mit dem Spatel nach unten schieben.
- Restliche Zutaten in den Topf geben und **40 Sek./ Stufe 10** mixen.
- Durch ein Sieb in Gläser abfüllen.

Apfel Grünkohl Smoothie

Zutaten

- 1 Apfel, geviertelt
- 1 Orange, geviertelt
- 100 g TK Grünkohl, in Stücken
- 150 g Wasser

Zubereitung

- Bei Bioäpfeln kann das Kerngehäuse mitverwendet werden. Dann nur den Ansatz und den Stiel entfernen.
- Alle Zutaten in den Topf und für **1 Min./ Stufe 10** mixen.

Karotten Rote Bete Smoothie

Zutaten

- 1 Karotte, in Stücken
- 1 rote Bete, in Stücken
- 1 Orange, geviertelt
- 150 g Wasser

Zubereitung

- Alle Zutaten in den Topf und **1 Min./Stufe 10** mixen.

Bananenshake mit Haferflocken

Zutaten

- 1 reife Banane
- 5 EL Haferflocken
- 200 g Mandeldrink
- 1 TL Vanillezucker
- 1 EL Chiasamen
- 1 TL Zimt

200 g heißes Wasser zum Quellen

Zubereitung

- Haferflocken und Chiasamen mit 200 g Wasser übergießen und 10 Minuten quellen lassen.
- Das überschüssige Wasser abgießen und mit den anderen Zutaten im Topf für **1 Min./ Stufe 10** mixen.

Slusheis

Zutaten (2-3 Gläser)

- 125 g Fruchtsirup (Sorte nach Belieben)
- 250 g kaltes Wasser
- 400 g Eiswürfel
- 30 g Zucker (Optional)

Zubereitung

- Alle Zutaten für zugeben **1 Min./ Stufe 10** miteinander mixen.
- Slusheis in Gläser abfüllen und kalt genießen.
- Wir lassen mittlerweile den Zucker, da uns die Süße des Fruchtsirups ausreicht.

Caipirinha (alkoholfrei)

Zutaten

- 5 Limetten, geachtelt
- 50 g Rohrzucker
- 100 g Limettensaft
- 1000 g Ginger-Ale
- 200 g Wasser
- Eiswürfel zum Servieren

Zubereitung

- Limetten im Topf für **20 Sek./ Stufe 1** zerstampfen.
- Restliche Zutaten zufügen und **40 Sek./ Stufe 3** verrühren.
- In einem Glas, mit Eiswürfeln servieren.

Kakao mit Haselnuss Geschmack

Zutaten (4 Tassen)

- 1000 g Pflanzendrink (Empfehlung: lieblicher Sojadrink)
- 50 g Kakaopulver
- 6 EL Haselnusskerne
- 50 g Zucker (ja nach persönlichem Geschmack)

Zubereitung

- Alle Zutaten für 30 **Sek./ Stufe 8** miteinander vermixen.
- Kakao für **10 Min./ 80 Grad/ Stufe 1** erwärmen.

Haftungsausschluss

Die Umsetzung aller enthaltenen Informationen, Anleitungen und Strategien dieses Buches erfolgt auf eigenes Risiko. Für etwaige Schäden jeglicher Art kann der Autor aus keinem Rechtsgrund eine Haftung übernehmen. Für Schäden materieller oder ideeller Art, die durch die Nutzung oder Nichtnutzung der Informationen bzw. durch die Nutzung fehlerhafter und/oder unvollständiger Informationen verursacht wurden, sind Haftungsansprüche gegen den Autor grundsätzlich ausgeschlossen. Ausgeschlossen sind daher auch jegliche Rechts- und Schadensersatzansprüche. Dieses Werk wurde mit größter Sorgfalt nach bestem Wissen und Gewissen erarbeitet und niedergeschrieben. Für die Aktualität, Vollständigkeit und Qualität der Informationen übernimmt der Autor jedoch keinerlei Gewähr. Auch können Druckfehler und Falschinformationen nicht vollständig ausgeschlossen werden. Für fehlerhafte Angaben vom Autor kann keine juristische Verantwortung sowie Haftung in irgendeiner Form übernommen werden.

Impressum

Email: mm.vegancooking@freenet.de

2021

ISBN: 9798704268062

Kontakt

Markus Mägerle/ Am Kreisgraben 17/ 93104 Riekofen

Printed by Amazon Italia Logistica S.r.l.
Torrazza Piemonte (TO), Italy

31157446R00094